ORTHOPÉDIE.

Compte Rendu

Des Travaux Orthopédiques de la Maison

BIENAIMÉ-DUVOIR, [1]

Dedié à MM. les Docteurs en Médecine et en Chirurgie.

—⸱—

[1] ORTHOPÉDISTE BREVETÉ, PASSAGE VIOLET, N° 3.

PARIS.

IMPRIMERIE DE POLLET, SOUPE ET GUILLOIS,

Rue Saint-Denis, N° 380, *passage Lemoine*.

1840.

ORTHOPÉDIE.

Compte Rendu

Des Travaux Orthopédiques de la Maison

BIENAIMÉ-DUVOIR, [1]

Dédié à MM. les Docteurs en Médecine et en Chirurgie.

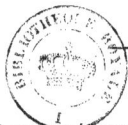

(1) ORTHOPÉDISTE BREVETÉ, PASSAGE VIOLET, N° 3.

PARIS,

IMPRIMERIE DE POLLET, SOUPE ET GUILLOIS,

Rue Saint-Denis, N° 380, passage Lemoine.

1840.

Extrait d'un rapport de l'*Hygie*, Gazette de santé (Mai 1858), reproduit dans la *Gazette des Hôpitaux*.

· · · · · · · · · · , · Nous avons déjà eu l'occasion de signaler les avantages que présentent les appareils orthopédiques de M. Bienaimé-Duvoir. Aujourd'hui nous voulons particulièrement appeler l'attention de nos lecteurs sur le corset redresseur de cet habile mécanicien.

· Les nombreux succès obtenus dans des déviations considérables de la taille, assurent à cet appareil une prééminence incontestable sur tous les moyens employés jusqu'à ce jour.

Les appareils de M. Bienaimé-Duvoir peuvent être supportés sans que les malades en éprouvent aucune gêne dans les mouvemens des membres, de sorte qu'ils ne sont jamais un obstacle à ce que les jeunes personnes auxquelles il devient nécessaire de les appliquer, continuent de se livrer à leurs études et aux occupations desquelles il est toujours important de ne pas les détourner.

Il en résulte ce double avantage, qu'en même temps que l'on remédie aux difformités existantes, on entretient l'action et la vitalité des membres par l'exercice régulier du corps.

Nous avons déjà été à même de vérifier plusieurs succès notables obtenus par les procédés de M. Bienaimé-Duvoir, et, malgré la réserve que nous mettons généralement dans nos approbations, nous nous faisons un devoir de recommander à nos lecteurs cette importante maison. . . .

Avis au Lecteur.

En commençant un compte rendu de mes travaux orthopédiques pour MM. les Médecins, j'avais donné à mon travail la forme épistolaire. Je me suis aperçu bientôt que mon exposé dépassait, par son étendue, la longueur ordinaire d'une lettre ; mais il était trop avancé pour en changer la rédaction : j'ai donc continué.

Le travail que je soumets aujourd'hui à MM. les Docteurs, les meilleurs juges en cette matière, peut être considéré comme une suite, comme un complément de celui que j'ai eu l'honneur de leur offrir l'année dernière ; ils y verront, j'espère, que la science qui a pour objet l'application des moyens mécaniques au traitement des difformités humaines est en progrès, et ils contribueront au soulagement des maladies en détruisant un reste de prévention qu'un grand nombre de personnes, et quelques Médecins eux-mêmes, conservent encore contre l'utilité de l'orthopédie.

Il ne peut plus être permis aujourd'hui de juger de ce qui est par ce qui a existé : l'orthopédie a pris rang parmi les sciences, par les études d'anatomie physiologique et pathologique qu'elle nécessite ; et parmi les arts, par les connaissances mécaniques qui lui sont indispensables.

En rapport habituel avec un grand nombre de Docteurs du premier ordre, comme on le verra par la liste insérée dans cet opuscule, je me suis familiarisé peu à peu avec la langue de la science, comme j'avais dû m'initier auparavant à la connaissance de l'anatomie humaine dans ses connexions avec ma profession ; mais je me suis toujours tenu renfermé dans le cercle de ma spécialité, me souvenant de l'adage : *Ne sutor ultra crepidam.*

Je crois avoir rendu un service de quelqu'importance, 1° aux Médecins, en les mettant dans le cas de conserver leurs cliens ; 2° aux familles des personnes malades, en les dispensant de se séparer de leurs enfans, d'interrompre leurs études, et de les placer à grands frais dans des établissemens d'orthopédie, d'où ils sortent souvent difformes après plusieurs années d'un séjour ruineux.

J'ose espérer que mon travail intéressera, outre MM. les Docteurs, toutes les personnes qui comme eux se dévouent au bien-être de l'espèce humaine, et que je rencontrerai parmi les personnes qui ne connaissent pas les procédés que j'expose, l'accueil que leur ont déjà fait celles qui les ont employés.

CONSIDÉRATIONS

Sur les Déviations de la Taille et leur mode de Traitement.

A Messieurs les Docteurs.

Flatté de la confiance qu'a daigné m'accorder un grand nombre de médecins distingués de la capitale et des provinces, je viens, heureux et fier des succès que j'ai obtenus par mon zèle et mes constans efforts, secondés par leur collaboration, vous en rendre compte, persuadé que vous signaler les diverses améliorations apportées par ma maison dans la confection des appareils orthopédiques, c'est se créer de nouveaux titres à votre bienveillance.

La spécialité de mon travail consiste principalement dans la fabrication d'appareils simples commodes, destinés à traiter à domicile les déviations de la taille, avec l'assistance des médecins; affranchissant ainsi les familles de l'obligation de se séparer des sujets de leurs affections, pour les placer à grands frais dans les maisons orthopédiques.

Quels inconvéniens n'offrent pas ces agglomérations nombreuses de jeunes sujets chez lesquels la source première des déviations du rachis existe surtout dans l'atonie du système lymphatique, dans le ramollissement de la charpente osseuse, dans l'asthénie de l'appareil locomoteur, et enfin dans l'inégale répartition de l'électricité vitale!

Quoi de plus irrationnel que de condamner au repos des sujets pour lesquels le mouvement est un besoin, de les priver de la continuité des habitudes sociales, des douces relations de famille, de l'influence de l'air natal? Si les lits, les fauteuils à extension ont obtenu quelques succès malgré l'ennui résultant de l'isolement, malgré cette espèce de question d'autant plus dangereuse qu'elle était permanente, combien n'avez-vous pas vu de rechutes promptes après des guérisons qui n'étaient qu'apparentes, quoique tardivement obtenues?

Ces moyens, quoique insuffisans et imparfaits, ont eu cependant une excuse: ils étaient, après un long oubli de la science au sujet des courbures du rachis, le premier pas vers une ère nouvelle; ils étaient en France, dans la capitale, le premier essai de traitement; enfin, ils nous étaient apportés de l'Allemagne par un homme étranger à la médecine comme à la connaissance des lois de la mécanique. Jusqu'alors être atteint d'une difformité de la taille, ce n'était pas avoir une maladie, car l'art de guérir daignait à peine s'en occuper; c'était être affligé d'une infirmité fatale, puisqu'on était condamné à la subir toute la vie, avec son accroissement et ses graves conséquences. Aussi avec quel empressement les parens ne vinrent-ils pas demander à cette importation orthopédique la guérison de leurs enfans!

J'ai dit que le fondateur était étranger à la médecine et à la mécanique; aussi il résulte des renseignemens que je me suis procurés, que les traitemens thérapeutiques ne coïncidaient que par rares exceptions avec l'action gênante, la traction permanente et douloureuse de cette espèce de lit de Procuste sur lequel on attachait sans relâche et sans pitié de malheureux enfans pendant des années. On leur permettait un peu d'exercice, il est vrai; mais avec de longues béquilles qui comprimaient les côtes, refoulaient les épaules vers la tête, et qui, exerçant également des muscles inégaux en contractilité, augmentaient la déviation loin de contribuer à la guérir.

Ainsi que j'ai eu l'honneur de vous l'annoncer dans ma première lettre, j'ai constamment eu en vue dans les traitemens que j'entreprends, deux choses d'une égale importance.

La première consiste dans l'emploi des remèdes propres à combattre la cause essentielle de la maladie. Celle-ci n'étant point de ma compétence, je laisse aux Médecins la médication des vices rachitiques ou strumeux, et je leur ai vu prescrire avec succès les amers, les antiscorbutiques, les sudorifiques, les antimoniaux, les douches et bains alcalins, iodurés ou de Barèges.

La deuxième a pour objet l'emploi des moyens mécaniques. Celle-ci est de ma compétence. Je suis bien loin de penser, Monsieur le Docteur, qu'un Médecin qui a bien étudié la mécanique du mouvement des animaux de motu animalium, ne puisse pas saisir la manière d'agir d'un appareil; mais malgré les études mathématiques qu'on exige aujourd'hui des hommes qui se destinent à l'art de guérir, la mécanique pratique sera toujours étrangère au plus grand nombre; la séparer de la thérapeutique proprement dite, c'est donc servir à la fois la science et l'humanité; et de même que le médecin laisse au pharmacien le soin de préparer sa formule, il laisse aussi au mécanicien la confection des appareils.

Ceux qui se confectionnent dans ma maison pour les courbures de la colonne vertébrale, sont simples, d'un maniement facile, susceptibles d'être appliqués par les parens eux-mêmes. Plusieurs années de succès m'ont prouvé qu'on n'avait jamais à craindre de rechutes après la guérison.

Ils consistent dans deux appareils, un pour le jour, l'autre pour la nuit.

APPAREIL DE JOUR.
dit CORSET REDRESSEUR.

L'appareil de jour, nommé aussi corset redresseur, se compose d'une large ceinture en acier très flexible, mollement rembourrée, dessinant parfaitement toutes les formes du bassin, de manière à le toucher également dans tous ses points sans le comprimer; elle

se fixe à deux pouces environ au-dessous des crêtes iliaques. Cette ceinture est surmontée de deux tuteurs en acier très mince, destinés à supporter le poids de la tête et des épaules et à soutenir la colonne épinière, qui ne se ploye et ne se dévie que parce qu'elle est trop faible pour se supporter elle-même. Un mécanisme très simple laisse la facilité d'augmenter la longueur des tuteurs à mesure que les progrès du traitement et l'allongement de la taille nécessitent cette augmentation. L'extrémité supérieure de ces tuteurs a la forme d'un croissant très fermé; elle est mollement rembourrée et d'une mobilité qui permet aux bras leurs mouvemens naturels.

Ces tuteurs sont comme deux attelles placées sur les côtés du thorax, qu'ils soutiennent sans le comprimer, supportant en même temps les bras et faisant une sorte d'extension de tous les momens. Ils ont encore une action : montés à vis sur la ceinture, ils s'appliquent, par rapport à son plan, soit en avant, soit en arrière, ce qui permet, en agissant graduellement, de détordre la colonne épinière en la faisant tourner sur elle-même.

A cette action il en succède une seconde. Le refoulement graduel de la saillie que forment les côtes à l'omoplate qui les recouvre. Pour obtenir ce refoulement, j'adapte à l'un des tuteurs une plaque de cuir que je fais serrer de plus en plus chaque matin au moyen d'une lacure.

Si j'ai deux courbures à combattre, une seconde plaque de cuir enveloppe la convexité de la deuxième courbure, et je la fais serrer en même temps et de la même manière.

Il est bien entendu que le côté opposé à cette pression, que le côté de la concavité des parois thorachiques, est parfaitement libre, de manière que la répulsion du côté convexe puisse ramener à son état normal la courbure que forme l'espèce de cercle composé des côtes.

Cet appareil de jour ne gêne point le jeu des poumons et laisse la plus grande liberté aux mouvemens musculaires. Il n'est jamais un obstacle à ce que les personnes auxquelles on l'applique continuent de se livrer à leurs études ou à leurs occupations habituelles, et à entretenir par un exercice journalier la vitalité de tous leurs organes.

Ce corset redresseur a encore un avantage, il permet une toilette susceptible d'en dissimuler l'application, en même temps qu'il en cache la cause, ce qui est d'une grande importance pour beaucoup de familles.

APPAREIL DE NUIT.

L'appareil de nuit a pour objet de permettre l'enlèvement de celui de jour, en laissant au sujet, avec tous les avantages, toutes les améliorations obtenues, la facilité d'exécuter sans entraves gênantes tous les mouvemens. Il se place dans tous les lits. La personne malade peut, seule et sans la moindre assistance, en faire ou en cesser l'emploi.

L'expérience que j'ai acquise par le grand nombre de traitemens qui m'ont été confiés tant à Paris que dans les départemens, me permet d'avancer, sans craindre d'être démenti, que huit, dix mois, une année au plus, de l'application de ces deux appareils, ont constamment suffi pour amener une cure complète, radicale et sans rechutes.

Je retrace, conjointement à cette description (*planche* nº 1), deux vues d'ensemble de mon corset redresseur, espérant par elles rendre plus intelligibles les détails qui précèdent.

TREUIL GYMNASTIQUE.

Certain de la résistance qu'oppose au traitement des déviations de la taille la traction des muscules, et aussi de leur action journalière qui tend à augmenter à chaque instant la gravité des difformités, j'ai dû, pour vaincre la résistance et hâter l'efficacité des moyens précédens, ajouter au travail du bras gauche dans les déviations à droite (*et vice versa*) une action qui active la force en exerçant l'allongement des muscules de ce côté.

Pour faire apprécier l'avantage de ce dernier moyen, il me suffira de rappeler que l'habitude vicieuse de se servir presque exclusivement de la main droite, et la mauvaise tenue souvent indispensable qui résulte des longues leçons d'écriture, donnant plus d'énergie et de vitalité au membre droit, font que presque toutes les convexités des courbures de la tige rachidienne sont à droite à la partie dorsale, et qu'elles seules donnent naissance aux autres courbures qui caractérisent la généralité des déviations.

Ce travail s'effectue par instant dans le cours de la journée. Le moyen d'en augmenter la résistance est simple, le sujet lui-même en dirige l'intensité.

Le succès que j'ai obtenu en ajoutant cet appareil au traitement des déviations avancées, m'impose de le conseiller en certaines occasions.

CONSIDÉRATIONS PARTICULIÈRES.

Quelque constante en effet que soit dans ses généralités la forme des bandages orthopédiques, il n'y a pas plus d'appareil pour tous les cas de difformité, que de remède pour tous les maux, et je modifie mes moyens suivant l'exigence de chaque cas particulier, ainsi que j'ai déjà eu l'honneur de vous l'écrire précédemment.

Pour que je puisse fixer mon choix sur l'appareil qui convient à un malade, il est nécessaire que la difformité soit soumise à mon examen.

Cependant quand le sujet est habitant d'une ville de province éloignée de la capitale, on peut éviter un déplacement en m'envoyant le modèle en plâtre de la défectuosité, avec des détails sur la taille, l'âge, l'état de santé, la profession et les habitudes du malade.

Vous trouvez dans cette notice, Monsieur le Docteur (*planche 2me*), un tableau représentant les dessins de douze dos moulés. C'est un relevé de 125 traitemens que j'ai faits ou achevés dans l'année qui vient de finir. J'indique le nom de ceux de messieurs vos confrères qui m'ont adressé des malades, et qui, par un traitement bien entendu, comme aussi par les conseils judicieux qu'ils m'ont donnés, ont contribué puissamment aux succès de mes appareils.

DESCRIPTION DU DESSIN.

(*Planche N° 1.*)

La ligne A, B, commune aux *fig.* 1, 2 et 3, représente la partie du buste *fig.* 2, sur laquelle agissent les supports R, S, *fig.* 1 et 3, pour exercer l'extension continue dont l'effet est si nécessaire au redressement.

La ligne C, D, commune aux *fig.* 1, 2 et 3, représente, *fig.* 2, la ligne d'application de la ceinture, et sur les *fig.* 1 et 3, les lignes correspondantes.

La partie concave E, *fig.* 2, comprise entre les premières côtes et la partie supérieure de l'os iliaque, est protégée par l'application de l'appareil représenté *fig.* 1 et 3. La saillie F, au contraire, subit la pression du tuteur F, plus celle ordonnée par le lacet du dos, *fig.* 1, qui rapproche graduellement la plaque G du busc H fixé sur la ceinture.

SUJET DÉVIÉ.

Figure 2.

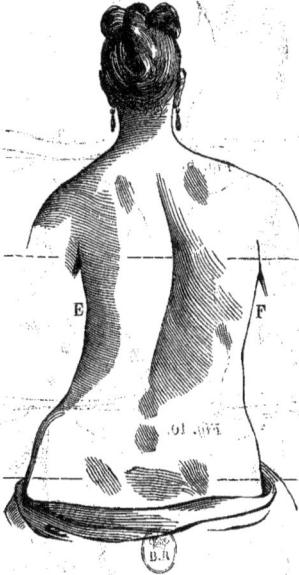

CORSET REDRESSEUR

VU DERRIÈRE.

Figure 1.

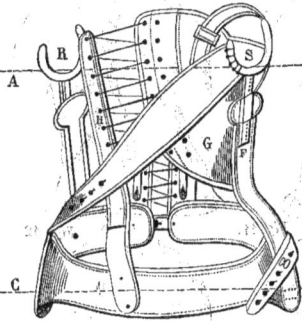

CORSET REDRESSEUR

VU DEVANT.

Figure 3.

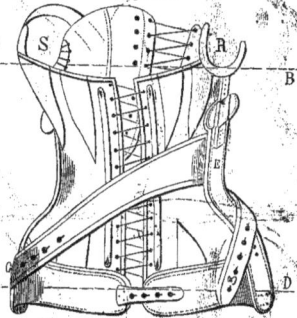

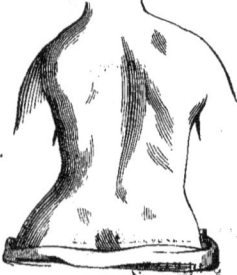
Fig. 1.

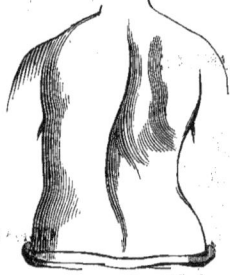
Fig. 2.

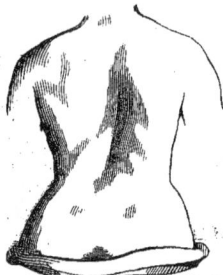
Fig. 3.

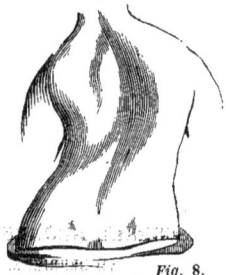
Fig. 4.

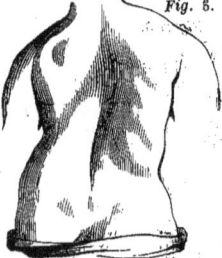
Fig. 5.

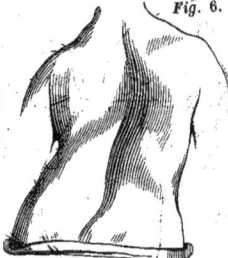
Fig. 6.

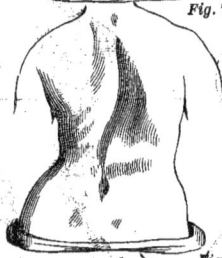
Fig. 7.

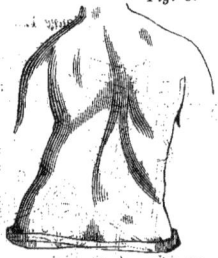
Fig. 8.

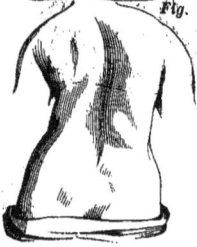
Fig. 9.

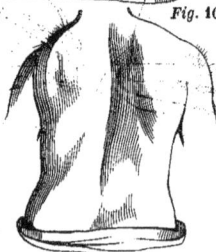
Fig. 10.

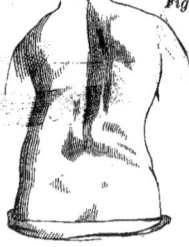
Fig. 11.

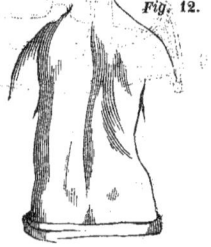
Fig. 12.

DESCRIPTION DU DESSIN.

(Planche N° 2.)

Fig. 1. Mademoiselle B***, de Marseille, âgée de 19 ans 1/2 ; son traitement a commencé le 1er février 1839, et a fini le 25 septembre de la même année.

Fig. 2. Mademoiselle N***, de Troyes (Aube), âgée de 18 ans et 3 mois ; traitement commencé le 27 mai 1839, et fini le 3 janvier 1840. Ce traitement a été suivi par M. Henri, docteur médecin, rue de l'Échiquier, 4, à Paris.

Fig. 3. Mademoiselle P***, du département de l'Eure, âgée de 17 ans 1/2. Traitement commencé le 13 avril 1839, et fini le 16 octobre même année, à la satisfaction de M. le docteur Puzin, rue des Batailles, 3, qui me l'avoit adressée.

Fig. 4. Mademoiselle D***, de Compiègne, et actuellement à Saint-Germain, âgée de 16 ans 2 mois, a commencé son traitement dans les premiers jours de janvier 1839, et terminé le 20 octobre même année, exécuté d'après le docteur Stokly, de Compiègne.

Fig. 5. Mademoiselle B***, de Baugency, âgée de 13 ans 1/2, adressée par le docteur Marjolin le 24 juillet 1839, et guérie le 17 décembre même année.

Une demoiselle du même âge, et un peu plus déviée, m'a nouvellement été adressée par le même docteur, et tout me laisse espérer que ce traitement sera de moins de six mois de durée. Cette jeune personne est de Paris.

Fig. 6. Mademoiselle B***, âgée de 13 ans 1/2, docteur M. Husson, a commencé son traitement le 24 décembre 1839. La rapidité des résultats laisse espérer une guérison en moins de trois mois de traitement, après laquelle succédera un corset orthopédique qui conservera jusqu'à un âge plus avancé la guérison obtenue.

Fig. 7. Mademoiselle T***, d'Orléans, âgée de 16 ans, docteur M. Jallon, à commencé son traitement le 25 mai 1839, et terminé le 7 janvier 1840.

Fig. 8. Mademoiselle F***, de Lille, âgée de 13 ans 1/2, a été mise en traitement le 20 septembre 1839, et guérie fin décembre même année.

Un corset maintient la guérison. M. le docteur Dourlens, de Lille, a suivi les effets du traitement.

Fig. 9. Mademoiselle D***, du département du Doubs, âgée de 11 ans, a commencé son traitement le 10 septembre 1839, sous les ordres du docteur Villars, de Besançon, et guérison a été reconnue à la fin de la même année.

Fig. 10. Mademoiselle M***, âgée de 11 ans, de Provins, sous les ordres du docteur Castara, a suivi mon traitement depuis le 29 septembre 1839, et doit quitter ses appareils sous peu.

Sur cinq autres personnes envoyées par M. Castara dans le courant de 1839, deux ont pu quitter leurs appareils.

Fig. 11. Mademoiselle Q***, de Saint-Quentin, âgée de 9 ans, a suivi, sous les ordres du docteur Bâche, de cette ville, un traitement qui a eu dix mois de durée.

Fig. 12. Mademoiselle P***, de Paris, rue Montorgueil, âgée de 5 ans 1/2, est en traitement depuis le 5 avril 1839 ; elle porte encore ses appareils quoique guérie, afin de laisser consolider la guérison, que M. Meurdefroy, docteur médecin, rue Neuve-Saint-Roch, a pu constater.

J'ai cru devoir joindre à l'explication de la planche représentant les douze dos déviés, quelques-unes des noms de médecins et chirurgiens qui ont usé des procédés orthopédiques de ma maison pour traiter à domicile les déviations de la taille.

MM.

Amédée (Hoffman). *Paris.*
Arcelin. *Versailles.*
Archambault. *Paris.*
Armand (St-). *Meaux.*
Bûche. *Saint-Quentin.*
Bancel. *Melun.*
Beaumont (De). *Paris.*
Bédor. *Troyes.*
Bertin. *Paris.*
Boucheron. *Paris.*
Bonnet (Malesherbe). *Paris.*
Cambray. *Cambrai.*
Castara. *Lunéville.*
Collin. *Paris.*
Colson. *Noyon.*
Colson. *Beauvais.*
Comet. *Paris.*
De Monnerot. *La Fère.*
Desjardins. *Le Havre.*
Dessieux. *Montfort-l'Amaury.*
Devigny. *Paris.*
Dourlens. *Lille.*

Drouineau. *La Rochelle.*
Dubois. *Paris.*
Ducazalle. *Paris.*
Duchassin. *Guise.*
Dumanoir. *Conches (Eure).*
Emery. *Paris.*
Feuillette. *Paris.*
Fleury. *Paris.*
Forcadel. *Paris.*
Goury. *Paris.*
Grégoire. *Chauny.*
Grizard. *Lons-le-Saulnier.*
Guenée. *Longjumeau.*
Henry (de St-Arnoud). *Paris.*
Henry. *Paris.*
Henry. *Lisieux.*
Hervez (de Chégoin). *Paris.*
Hurault. *Baron.*
Hus. *Puteaux.*
Husson. *Paris.*
Hutin. *Paris.*
Jallon. *Orléans.*

Laûsse. *Paris.*
Lafond. *Paris.*
Lalanne. *Paris.*
Lebreton. *Paris.*
Léguillon. *Cherbourg.*
Lemoltheux. *Château-Neuf.*
Léonard. *Lille.*
Lévêsque. *Orléans.*
Lisfranc. *Paris.*
Macartan. *Paris.*
Marjolin. *Paris.*
Meurdefroy. *Paris.*
Montain. *Lyon.*
Morin. *Versailles.*
Navarre. *Versailles.*
Nicolas. *Paris.*
Ortier. *Chevreuse.*
Patissier. *Paris.*
Petit. *Corbeil.*
Pichon. *Paris.*
Prégien. *Melun.*
Puzin. *Paris.*

Rayer. *Paris.*
Renouard. *Paris.*
Richard. *Evreux.*
Ricord. *Paris.*
Ruel. *Cambrai.*
Saillon. *Nantes.*
Sauras. *Paris.*
Schaffer. *Paris.*
Ségalas. *Paris.*
Sevestre. *Paris.*
Soula. *Paris.*
Sorlin. *Paris.*
Stokly. *Compiègne.*
Tavernier. *Amiens.*
Thibault. *Versailles.*
Tournié. *Paris.*
Watier. *Paris.*
Velpeau. *Paris.*
Viardin. *Troyes.*
Villars. *Besançon.*
Vinsot. *Melun.*
Etc., etc., etc.

CORSET ORTHOPÉDIQUE CONTENTIF.

Lorsque le traitement est terminé, que le redressement est obtenu, il importe de rendre le succès durable. Pour laisser à l'hygiène, au temps, à la nature, le soin de détruire les dernières dispositions de la maladie, il faut pendant ce temps plus ou moins long, suivant la gravité de la maladie et l'âge du sujet, prolonger le maintien de l'état normal reconquis, par l'application d'un corset contentif, par un bon régime, de l'exercice à l'air, et l'emploi de quelques toniques.

Le corset orthopédique contentif n'est pas seulement un moyen propre à assurer la convalescence des déviations de la taille, il est encore très utile pour s'opposer au début de cette maladie.

Lorsqu'il ne s'agit que de remédier à une mauvaise tenue, de combattre une déviation naissante chez des sujets jeunes dont l'accroissement n'est pas achevé, les appareils décrits plus haut ne sont pas nécessaires; il suffit d'un appareil qui, construit sur les mêmes bases, ne diffère des précédens que parce que sa puissance se trouve réduite dans les proportions de la résistance qu'elle a besoin de vaincre; son mécanisme s'adapte parfaitement au corset ordinaire, dont il augmente à peine le volume.

Dans beaucoup de circonstances, je l'ai appliqué pour lutter contre la mauvaise position que de jeunes personnes studieuses avaient contractée pendant un travail trop assidu, et j'ai eu la satisfaction de voir que rien n'était interrompu dans leur éducation, et que ce laisser-aller, précurseur de tant de difformités, cessait malgré la continuation des longues et pénibles études qui sont devenues de nos jours un besoin général pour les deux sexes.

C'est avec la certitude complètement acquise des heureux résultats de ce *corset contentif*, que j'en soumets aujourd'hui la description aux praticiens.

DESCRIPTION.

Établi en tissu ordinaire, la coupe en est symétrique, c'est-à-dire, que les deux côtés sont taillés l'un sur l'autre pour éviter la pression sur le côté moindre en surface. Il a deux *laçures*, l'une devant, l'autre derrière, que la malade peut relâcher ou serrer elle-même à volonté, selon que le besoin lui en est démontré pour céder au développement de la poitrine, ou favoriser le jeu des organes. Deux tuteurs à supports mobiles sont fixés sous chaque bras, et ceintrés de manière à exercer, comme mon corset redresseur, l'extension du rachis par le soutien des extrémités thorachiques, et la contre-extension par leur action sur la portion iliaque des os du bassin. Par ce mécanisme, la colonne vertébrale déchargée (comme je l'ai dit du corset redresseur) du poids qu'elle avait à supporter, la tête et les membres supérieurs, se trouvé fortement étayée du côté de l'incurvation et rejetée du côté opposé, qui est resté plus libre et moins soutenu.

Les deux côtés du dos sont garnis de quatre ressorts larges d'environ un centimètre chacun; ils sont ceintrés comme s'ils devaient être appliqués sur un dos tout-à-fait régulier, ce qui fait que posés sur un dos difforme, ils n'en pressent que les parties saillantes, laissant libre les incurvations.

Pour atteindre plus complétement ce but, deux ressorts, plus larges que les précédens, traversent le dos horizontalement à la hauteur des omoplates, coupant ceux-ci à angles droits, aidant à leur action, et s'opposant au rapprochement du corset. Des bandes, convenablement disposées, ramènent le corps dans son état normal. Avec ce corset, que je pourrais à double titre appeler corset de précaution, on n'a pas plus à craindre les récidives des déviations qui sont guéries, que les progrès de celles qui commencent. Il est simple, peu gênant, facile à s'appliquer par les parens ; il est fort aisément caché par les vêtemens usuels, et permet la toilette, l'exercice, la danse, etc., etc.

Combiné avec l'action de nuit de l'appareil cité plus haut, leur concours réciproque et continuel a quelquefois suffi pour réaliser des guérisons dans des cas assez avancés de déviation chez des sujets fort jeunes.

DESCRIPTION DU DESSIN.

(*Planche N° 3.*)

Le corset orthopédique est indispensable pour lutter contre les déviations caractérisées ou pour maintenir une guérison obtenue, pendant les premières années qui suivent un traitement.

Les tuteurs A et B, *fig.* 1 et 3, sont appelés à maintenir la taille et à soutenir l'ensemble du buste retracé *fig.* 2.

Huit ressorts *e, f, g, h, i, j, k, l, fig.* 1, longent de chaque côté la colonne et la guident ; deux autres ressorts M et N, *fig.* 1, s'opposent à la pression du corset sur le côté gauche. Les courroies O et P, *fig.* 1 et 3, rappellent les épaules au parallélisme de la ligne longue du bassin.

CORSET ORTHOPÉDIQUE.

Figure 2.

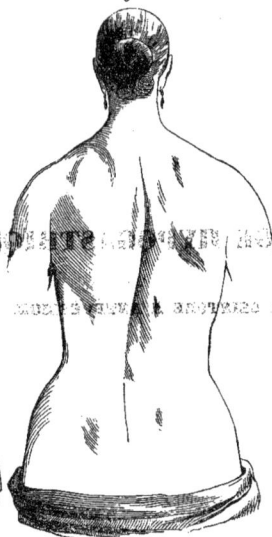

CORSET VU DERRIÈRE.

Figure 1.

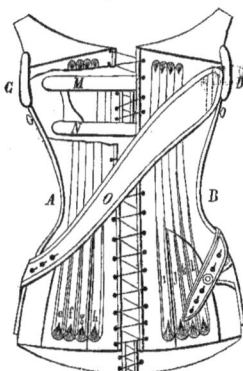

CORSET VU DEVANT

Figure 3.

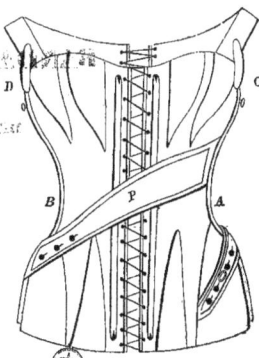

JEUNE PERSONNE FAIBLEMENT DÉVIÉE.

BANDAGE HYPOGASTRIQUE,

DIT CEINTURE A ANTÉVERSION.

BANDAGE HYPOGASTRIQUE,

DIT CEINTURE A ANTÉVERSION, RÉTROVERSION ET ABAISSEMENT DE LA MATRICE. (BREVET.)

Depuis longtemps les médecins praticiens étaient frappés de l'insuffisance, de l'incommodité, je dis plus, des dangers résultant de l'application des pessaires dans les déplacemens de l'utérus.

Les ouvrages de médecine sont remplis des détails de maladies organiques, d'ulcères cancéreux survenus à la suite de l'emploi de ce genre de bandage qui, mis en contact avec un organe aussi irritable que la matrice, amenait ces maladies effroyables si fréquentes de nos jours, et que dans la société on appelle du nom générique d'ulcères.

En étudiant avec attention le plan incliné de haut en bas et de derrière en devant, que forme le bassin osseux de la saillie sacro-vertébrale à la partie supérieure du pubis; en examinant l'évasement des fosses iliaques, j'ai vu qu'il était possible, par une pression qui agirait en sens inverse de cette direction, de repousser en arrière, en haut et sur les côtés, cette masse considérable d'intestins, dont le poids produit, entretient et accroît les descentes, les antéversions et rétroversions de l'utérus.

Imbu de cette idée, au commencement de 1838 je préparai un bandage propre à remplir ce but, et malgré les imperfections inséparables d'un premier essai, la fréquence de la maladie, le besoin, en un mot, me fit faire un grand nombre de ces bandages.

Je reçus des éloges, des encouragemens, des conseils des médecins les plus recommandables, parmi lesquels je citerai avec reconnaissance MM. Marjolin, Velpeau et Lisfranc.

Vers le milieu de l'année 1839, j'ai donné à ce bandage hypogastrique le plus haut degré de perfection dont il m'ait paru susceptible, et j'ai trouvé dans le nombre toujours croissant des commandes qui m'ont été faites, la preuve de son incontestable utilité.

Vous indiquer la marche de mes essais, leur progression vers l'état actuel de ce bandage, serait arrêter inutilement votre attention; je passe donc de suite à la description de l'appareil perfectionné.

DESCRIPTION.

Une plaque d'acier excessivement mince, découpée suivant la forme rigoureuse de l'hypogastre, se trouve ceintrée pour correspondre à la convexité de la paroi abdominale, et découpée pour pouvoir s'appuyer sur le pubis. Sur le milieu de cette plaque et à sa partie supérieure, sont fixés deux ressorts minces et souples qui entourent le bassin horizontalement, et viennent se fixer par derrière sur la région sacrée au moyen d'une courroie. C'est de ce point d'appui sur la région lombaire et sur l'ensemble du bassin, que s'étaie la pression exercée par la plaque. Le bandage étant mis en place, on introduit dans un trou carré qui est visible à son milieu, une clé; on tourne alors de droite à gauche, et la pression ordonnée par le petit mouvement de la clé s'ajoute à celle des ressorts. Le mouvement de la plaque devient puissant, car en tournant autour des ressorts comme axe de rotation, sa partie inférieure soulève et refoule dans son mouvement la masse des viscères. Cette double opération se fait insensiblement ; la malade elle-même peut en diriger et en régler l'intensité.

Avec ce bandage les dames n'ont plus besoin de rester couchées pendant des mois, des années. Que voulait-on obtenir par cette position horizontale si tristement prolongée ? de débarrasser la matrice du poids des viscères abdominaux. Mon bandage remplit merveilleusement la même indication : les chocs intestinaux ne sont plus à redouter ; les malades peuvent se livrer à l'exercice sans en craindre les secousses et les fatigues ; les ligamens affaiblis récupèrent leur force et reprennent leur action. Dès lors le bandage devient inutile et on peut le supprimer, à moins que l'habitude de ce soutien ou l'accroissement de l'embonpoint, résultat du retour de la santé, en fasse désirer un plus long usage.

DESCRIPTION DU DESSIN.

(Planche N° 4.)

La plaque A s'applique sur la région hypogastrique de manière à ce que la courbe E soit posée immédiatement au-dessus du pubis ; les ressorts B et C entourent le bassin en se réunissant derrière par une courroie K, se boutonnent aux deux boutons rivés aux points F et G. Dans cette position, la plaque A est perpendiculaire au plan des ressorts, et sa pression est égale sur chacun des points de l'hypogastre. C'est en introduisant la clé D dans le trou carré H, et en tournant cette dernière dans le sens de la flèche I , que l'on fait tourner la plaque A autour du point O.

La plaque A.

Dans ce mouvement de rotation le point E prend diverses positions d'avant en arrière, ce qui ajoute à la pression des ressorts C, B, celle qui convient aux besoins de la malade, qui elle seule serre et desserre à sa volonté ; en même temps le point E monte, ce qui fait que la plaque A, comme je l'ai dit, enlève et soutient l'ensemble des viscères qui chargent l'organe affaibli.

BANDAGE HYPOGASTRIQUE, POUR ANTÉVERSION, RÉTROVERSION ET ABAISSEMENT DE LA MATRICE.

(Planche N° 4.)

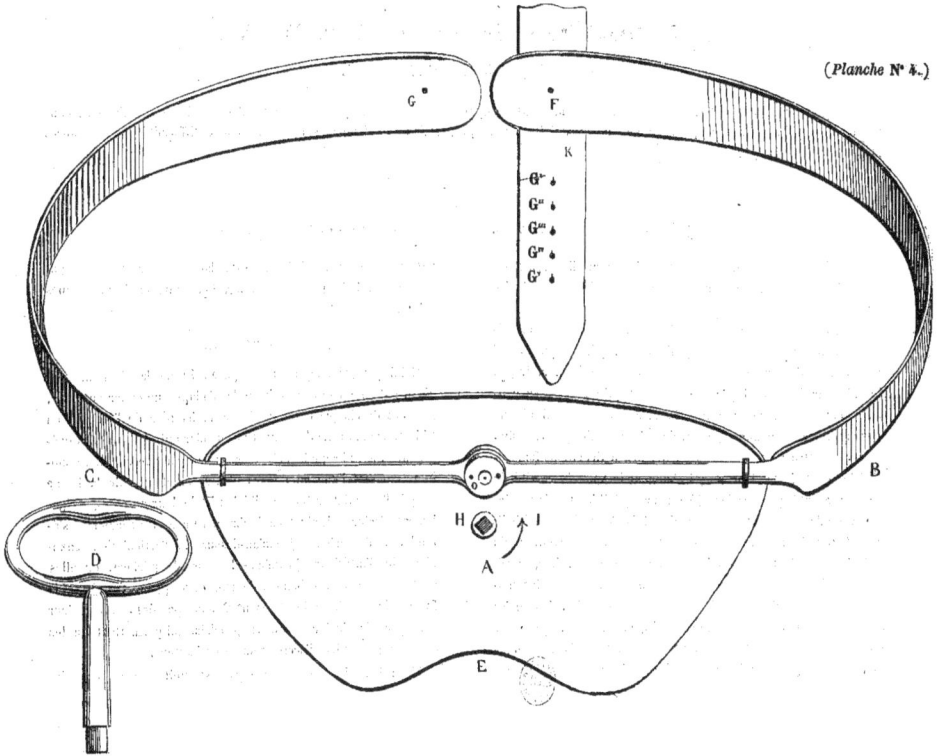

MALADIES DES MEMBRES ABDOMINAUX.

BRODEQUINS MÉCANIQUES.

Les Appareils pour les difformités de la taille et la Ceinture hypogastrique ne sont pas les seuls Bandages qui se confectionnent dans ma maison. Je me suis occupé avec une égale activité de la préparation des Bandages applicables aux difformités des membres inférieurs.

APPAREILS pour le redressement des déviations internes du genou.

Parmi les difformités des membres abdominaux, il n'en est pas d'aussi fréquentes que celles connues sous la désignation vulgaire de *genou cagneux*.

Cette considération m'a déterminé à compléter l'appareil généralement employé, et les applications répétées que j'en ai faites, m'ont démontré toute la supériorité de ce dernier, duquel je publie un dessin (voir *planche*, n° 5), et qui me paraît susceptible d'être employé avec tout le succès que j'en ai obtenu pour redresser un genou cagneux, des pieds semi-équins ; enfin, pour combattre ces rapports anormaux des articulations fémoro-tibiales ou tibio-tarsiennes, qui changent la ligne de gravité du corps, rendent la progression défectueuse, pénible et mal assurée. Ces vices de conformation sont quelquefois cônés, d'autres fois ils sont l'effet du rachitisme et de cette inégale distribution du principe solidifiant des os qui constitue la *nouure*. L'inégale répartition du fluide nerveux dans le système musculaire ou locomoteur est aussi un des effets de cette cause de maladie. Couper les muscles qui ont la contractilité en excès, comme on le propose, comme on le pratique trop souvent, me paraît admissible seulement dans un petit nombre de maladies anciennes, rebelles, aux autres traitemens. Fabricant de Bandages, vous ne trouverez pas étrange que je les préfère aux opérations, surtout chez les jeunes sujets.

DESCRIPTION.

Celui que j'ai adopté se compose, 1° de la chaussure ordinaire de l'enfant, sous laquelle s'adapte un étrier en acier, montant de chaque côté du pied à la hauteur de l'articulation tibio-tarsienne ; 2° de deux tiges d'acier qui, de la fin des précédentes, avec lesquelles elles sont unies par une charnière mobile, montent l'une en dedans, l'autre en dehors de la jambe jusqu'à l'articulation fémoro-tibiale ; 3° de deux autres tiges également d'acier qui, ajustées à charnière avec les secondes, s'étendent, l'extérieure jusqu'au-dessus de l'articulation coxo-fémorale, l'intérieure jusqu'au-dessous du périnée, où elles sont fixées par des bandes de cuir enveloppant très juste la forme du membre ; les tiges n° 2 sont percées, suivant leur longueur, de plusieurs trous rapprochés, qui permettent de les allonger pour suivre l'accroissement en hauteur.

L'intérieur de cette mécanique est mollement rembourrée ;

l'extérieur a des bandes à œillets qui servent à la fixer solide-
ment à la jambe.

Ainsi placée, elle supplée, on pourrait presque dire qu'elle ré-
tablit l'état normal. Un coussin concave est placé sur le condyle
interne du genou qui est saillant; en augmentant de temps
en temps l'épaisseur de ce coussin, on repousse mollement la
saillie, et le redressement du membre s'effectue sans rien changer
aux habitudes du malade, dont les mouvemens sont parfaitement
libres, et qui a trouvé dans cet appareil un supplément aux
forces qui lui manquaient. L'important de ce traitement est de conserver sans interruption, pendant la nuit comme pendant le jour,
ce bandage; le travail de la nuit étant considéré comme le plus
efficace, vu la position horizontale, qui ne laisse plus aux jambes
tout le poids du corps à supporter. J'ai adjoint spécialement pour
cet instant du travail une courroie que l'on boutonne à deux boutons de cuivre rivés sur les branches internes; par le fait seul de
la tension de cette courroie que l'on augmente chaque nuit, la
jambe prend une position tout opposée à celle que l'on veut
détruire. De cette extension des muscles externes résulte cet
équilibre qui aide à conserver l'état normal reconquis; car déjà
l'application du jour a rendu aux parties osseuses leur rectitude
et leur co-relation habituelles.

Déviation du genou en dehors.

Cette difformité se présente peu souvent; dans la généralité
de mes observations sur ces sortes de maladies, j'ai pu la rencon-
trer deux fois sur vingt. L'angle formé par les deux fémurs ex-
plique assez la facilité avec laquelle se forme la déviation fémoro-
tibiale interne; tandis que la déviation externe n'a généralement
pour cause que le concours de diverses circonstances physiques
avec un tempérament scrofuleux ou rachitique.

L'appareil décrit plus haut et représenté (planche 5) sert à la
cure de cette infirmité, en y changeant certaines particularités,
tels que le coussin concave, le jeu de charnières ajustées au-
dessous du genou, et enfin les boutons rivés aux tiges internes,
le serait à celles externes.

De la flexion constante du genou.

Cette disposition très commune, où la jambe est repliée sur le
fémur, est presque toujours le résultat d'une maladie de l'articulation fémoro-tibiale, qui impose au malade cette position, soit
pour éviter certaines douleurs résultat de la maladie, soit pour
relâcher les muscles, soit enfin pour être plus à l'aise. Cette position constante et inactive rend l'extension des muscles de la partie
postérieure impossible si on n'applique aussitôt un appareil.

Un médecin distingué a employé tout récemment, avec quelques succès, un moyen de guérir les ankiloses anciennes; mais ce
moyen violent, douloureux, a été suivi, dans un grand nombre de
cas, d'accidens si graves, que des praticiens prudens, peu dispo-
sés à jouer la vie de leurs malades, se refuseront toujours à en
faire usage, et lui préféreront le bandage dessiné planche N° 5,
qui, avec des modifications, obtiendra par degrés insensibles, sans
douleurs, sans dangers, le redressement de l'articulation fléchie,
qu'on peut exercer chaque jour plusieurs fois afin d'entretenir la
vitalité du membre.

Je pourrais citer quantité de malades anciennement traités par
ces moyens, et qui aujourd'hui ne conservent aucune trace de leur
ancienne infirmité; je me contenterai d'appeler l'attention des praticiens sur un des derniers cas qui aient subi l'application de mon
appareil : c'est M. Rédon, de Baron, près Senlis, âgé de 20 ans,
affecté depuis son enfance, c'est-à-dire, depuis l'âge de trois ans,
d'une tumeur blanche suivie d'enkilose. Son appareil lui a été
appliqué par moi, et pendant huit jours j'en ai suivi les effets,
usant chaque matin des ressources graduées que me laissait le

bandage. Le tibia était replié sur le fémur, de manière à former avec lui l'angle droit. Il y a trois mois que l'application est commencée; la jambe est revenue à l'état normal, et ce n'est que par précaution qu'on garde encore le bandage.

M. le docteur Hurault, de Baron, m'a adressé ce malade, et a suivi les effets de cette application.

Voici en quoi consiste l'addition à faire à la mécanique décrite *planche* N° 5.

Les deux embrasses extrêmes sont disposées pour recevoir chacune une charnière qui se trouvent réunies par une tige en acier assez résistante, et percée d'un assez grand nombre de petits trous très rapprochés les uns des autres. A la partie inférieure, l'embrasse porte une goupille qui se place et se déplace à volonté, et chaque jour, ou enfin d'époque en époque, la tige en acier s'allonge d'un trou, ce qui entraîne conséquemment le redressement du membre.

Jambes arquées.

Les infirmités décrites plus haut ne sont pas les seules auxquelles sont assujettis les membres abdominaux; il en est d'aussi fréquentes et qui ne se rattachent qu'à la partie inférieure des membres. Dans ces dernières, les articulations sont dans leur état normal, le vice rachitique a porté ses effets sur la continuité des os. C'est donc sur cette continuité qu'il faut porter les moyens curatifs, et ne compter sur leur prompte efficacité, qu'autant que le sujet est jeune et qu'ils sont continués longtemps. Il est d'autant plus nécessaire de remédier promptement à cette affection, que, négligée, elle peut entraîner avec elle le dérangement des surfaces articulaires tibio-tarsiennes, ce qui rendrait plus difficiles les moyens de guérison.

DESCRIPTION.

A la chaussure du sujet se monte une équerre en acier. Si c'est une déviation externe, la branche de l'équerre se place intérieurement; une autre branche montée à charnière au point correspondant de l'articulation tibio-tarsienne, longe la jambe jusqu'au condyle interne du genou. Une pression sagement ordonnée sur la partie convexe de la courbure, en prenant son point d'appui sur la tige interne, déterminera une guérison qui, sans détourner le sujet de ses habitudes, n'aura laissé aucune trace de souffrance ni de gêne.

DESCRIPTION DU DESSIN.

(*Planche* N° 5.)

Cet appareil, dans le voisinage des genoux et des malléoles, est monté avec des charnières qui permettent les mouvemens de flexion des articulations fémoro-tibiales et tibio-tarsiennes déviées. L'accroissement pouvant faire varier les rapports des surfaces articulaires du genou, les branches d'acier sont percées à leur partie inférieure de six trous, *b, c, d, e, f, g, fig.* 1 et 3, assez peu distans pour laisser la facilité d'allonger ces branches. Le coussin H, *fig.* 1 et 3, est concave, et prend juste la forme des condyles internes I, *fig.* 2.

Les boutons K et L, *fig.* 1 et 3, placés à la partie interne de la mécanique, sont unis par la courroie M qui, se serrant chaque jour de plus en plus, ramène graduellement le membre à l'état normal. Les charnières N et O se prêtent au mouvement et à la direction que donne la courroie M, *fig.* 3, aux branches de l'appareil.

APPAREILS POUR LES MEMBRES ABDOMINAUX.

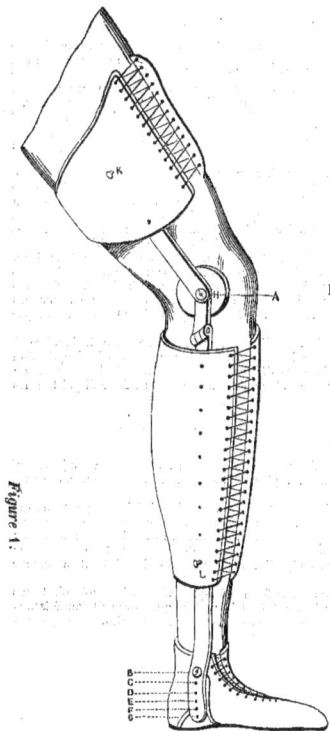

Figure 2.

Figure 1.

Figure 3.

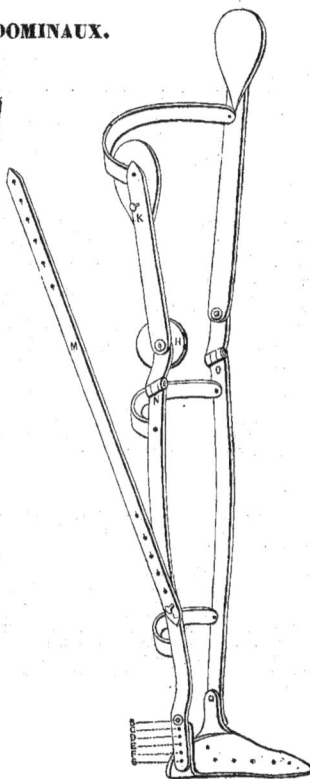

APPAREIL PLACÉ SUR LE MEMBRE.   MEMBRE DÉVIÉ   APPAREIL SANS GARNITURES.

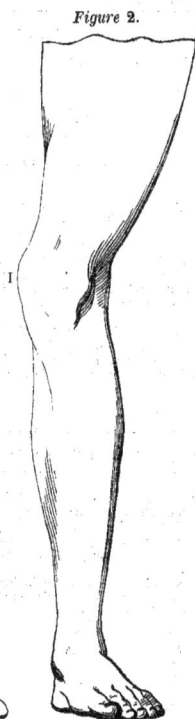

BANDAGE HERNIAIRE.

Les hernies sont de toutes les maladies qui réclament les secours de la mécanique, les plus fréquentes et les plus dangereuses. Que n'a-t-on pas tenté, soit pour combattre cette infirmité par des bandages contentifs, soit pour en obtenir la cure radicale? Le célèbre La Condamine, membre de l'Académie des Sciences, mourut des suites d'une opération pratiquée par un charlatan qui voulait le guérir d'une hernie. De nos jours, les journaux sont remplis d'annonces promettant la cure radicale de ces maladies; les uns, par la disposition des pelotes ou du ressort du brayer : d'autres, par les substances médicamenteuses que laissent transsuder les pelotes, ou qu'on applique sur les tumeurs herniaires.

Le meilleur remède contre les hernies est un bandage bien fait. Loin de moi la pensée d'arrêter l'essor de quelques génies en marquant pour le terme de nos connaissances l'état actuel de la science sur cette partie.

La maladie consiste dans la sortie de l'un des viscères de la cavité abdominale par un des points de ses parois; cette sortie suppose un affaiblissement graduel ou subit de la force de résistance des muscles abdominaux.

Si le sujet est jeune, musculeux, la hernie récente et instantanée produite par un effort insolite, un repos d'un ou deux mois dans une position constante et horizontale, l'application de topiques astringens et d'un bandage contentif, *après une prompte réduction*, pourront en faire espérer la guérison; mais chez des personnes âgées, chez celles qui, quoique jeunes, ont eu les parois abdominales affaiblies, dont les hernies formées à la longue sont devenues volumineuses, le bandage est le seul remède. Seulement il importe de bien le spécialiser aux besoins du sujet, pour arrêter les progrès de la maladie. Il faut, règle générale, que le ressort en acier dépasse la saillie de vertèbre, pour ne pas exercer une pression douloureuse et des excoriations à la peau sur les apophyses épineuses des vertèbres lombaires. Cette disposition détermine en même temps un point d'appui diamétralement opposé à la résistance de la pelote; ce qui du reste assure le succès de la contention ; il est construit dans ses autres parties de manière à diriger la pelote dans un sens contraire à la sortie des intestins. J'aurais pu, comme l'ont fait quelques bandagistes anglais, placer des vis près de l'extrémité de ce ressort, et, en y adaptant une allonge, l'accommoder à toutes les circonférences abdominales ; mais au lieu de ces bandages *omnibus*, qui vont à droite comme à gauche, à pelotes vacillantes, propres à toutes les corpulences comme à toutes les hernies, et qui me rappellent ces habits sur trois mesures, ces chaussures sur trois formes, qui vêtissent et chaussent par fois si grotesquement, j'ai préféré les spécialiser à chaque cas particulier.

Pour des hernies difficiles à contenir sous les bandages ordinaires, j'ai souvent appliqué et j'applique chaque jour une sorte de bandage à pelote mobile sur la lame ; mais qui ne l'est que pour atteindre le degré de pression qui convient à la contention ; car, aussitôt l'application terminée, la pelote reprend la fixité d'un brayer ordinaire. Cette pression douce et graduée que dirige le malade suivant le besoin qu'il en éprouve, rendra toujours plus commode mon bandage, qui s'est déjà recommandé à un grand nombre de praticiens. Leur disposition les dispense presque toujours de sous-cuisses.

BANDAGE OMBILICAL.

Le bandage ombilical a longtemps été composé d'une simple ceinture en tissu, sur le milieu de laquelle se trouvait une pelote ; aujourd'hui encore, malgré son insuffisance reconnue, il s'exécute sans aucun changement. On a aussi remplacé le tissu par un ressort, en conservant toujours la même forme de pelote.

Je crois avoir donné un grand degré de perfection à ce bandage, en le composant de deux ressorts venant aboutir à la plaque. Quand le ressort était unique, il devait être plus épais et conséquemment plus dur. Pour donner la même force d'élasticité, il occupe les trois-quarts de la circonférence du corps ; le quatrième quart est bien garni et mollement rembourré. La plaque évidée, fixée à son extrémité, porte le second ressort, qui ajoute à celui qui entoure le corps toute la force qui convient pour répondre au besoin de la contention ; ce ressort, connu sous la dénomination de ressort à boudin, transmet à la pelote du bandage une pression douce, régulière et constante, qui maintient la tumeur sans fatiguer, et en laissant libre l'organisation toute entière.

La pelote employée dans le bandage ombilical, comme dans les autres, avait ordinairement la forme conique ; rien, selon moi, n'est plus funeste qu'une semblable pelote : elle repoussait assez bien les intestins sortis ; mais, en pénétrant dans l'ouverture qui leur avait donné issue, elle augmentait, elle perpétuait la dilatation, et tendait ainsi à aggraver la maladie ; d'autre part, elle irritait le sac péritonéal et pouvait occasionner les plus graves accidens.

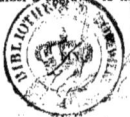

Par M. Bienaimé-Duvoir, Mécanicien-Orthopédiste (Breveté),

INVENTEUR DE DIVERS APPAREILS ORTHOPÉDIQUES,

EX-ÉLÈVE DES ÉCOLES ROYALES D'ARTS ET MÉTIERS,

Directeur et Fondateur de la Maison spéciale pour le Traitement à domicile des Difformités

de la Taille et des Membres,

Honoré en 1833 d'une Médaille d'honneur et d'une Prime d'encouragement du Gouvernement.

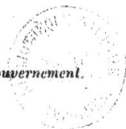

www.ingramcontent.com/pod-product-compliance
Lightning Source LLC
Chambersburg PA
CBHW060510200326
41520CB00017B/4982